LE CHOLÉRA

PRÉSERVATIFS, TRAITEMENT

*Résumé des moyens les plus efficaces préconisés par la presse médicale
et les autres journaux*

PAR

Le Docteur E. MORIN

Rédacteur du journal le *Formulaire mensuel de Thérapeutique et de Pharmacie*

Prix : 30 Centimes

Adresser les demandes aux bureaux du journal le Formulaire mensuel

13, RUE DU CHERCHE-MIDI, 13

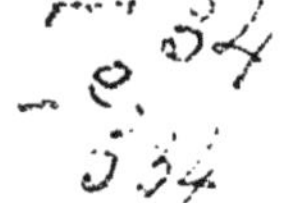

PARIS

IMPRIMERIE VICTOR GOUPY ET JOURDAN

71, RUE DE RENNES, 71

1884

LE CHOLÉRA

PRÉSERVATIFS, TRAITEMENT

Résumé des moyens les plus efficaces préconisés par la presse médicale et les autres journaux

---

COMITÉ CONSULTATIF D'HYGIÈNE PUBLIQUE

Instruction concernant les précautions à prendre en temps de choléra.

En temps de choléra, les règles hygiéniques recommandées habituellement doivent être rigoureusement observées. C'est en prenant au début les précautions les plus rigoureuses qu'on peut empêcher les épidémies locales de devenir graves ou de s'étendre. Ces mesures sont de deux ordres ; elles ont trait à l'hygiène de chacun, ou bien, elles concernent l'hygiène publique.

HYGIÈNE INDIVIDUELLE

1° *Précautions à prendre à l'état de santé.* — Même dans les grandes épidémies, les personnes atteintes ne sont qu'une très rare exception et la maladie guérit souvent. Ceux qui ont peur résistent moins que les autres ; il faut s'efforcer de conserver le calme de l'esprit.

Surveillance au point de vue des fatigues ; des refroidissements ;
des eaux ; des alcools ; des boissons glacées.

On évitera les fatigues exagérées, les excès de travail et de plaisir, les veilles prolongées, les bains froids et de trop longue durée ; en un mot, toutes les causes d'épuisement. Le refroidissement du corps, surtout pendant le sommeil par les fenêtres ouvertes, les vêtements trop légers le soir après une journée très chaude, l'ingestion de grandes quantités d'eau froide, sont particulièrement dangereux en temps de choléra. L'usage d'une eau de mauvaise qualité est une des causes les plus communes du choléra. L'eau des puits, des rivières, des petits cours d'eau, est souvent souillée par les infiltrations du sol, des latrines, des égouts, par les résidus de fabriques. Quand on n'est pas sûr de la bonne qualité de l'eau servant aux boissons ou à la cuisine, il est prudent d'en faire bouillir chaque jour plusieurs litres pour la consommation du lendemain, l'ébullition donnant une sécurité complète. On peut encore faire infuser dans l'eau bouillante une petite quantité de thé, de houblon, de centaurée, de plantes amères ou aromatiques, et boire des infusions mélangées au vin. La boisson suivante, qui a le très grand avantage d'étancher la soif sans qu'il soit nécessaire d'en boire de très grandes quantités, doit être recommandée :

Rhum	40 grammes.
Teinture alcoolique de gentiane. . .	4 —
Eau fraîche.	1 litre.

Nous devons aussi recommander la filtration au charbon. Les eaux minérales *naturelles* dites « eaux de table » rendent dans ces cas de grands services. Il doit être interdit aux boulangers de fabriquer le pain avec de l'eau de puits placés dans les cours des maisons, lorsque le voisinage des fosses, des latrines et des fumiers souille fréquemment cette eau. Il faut même renoncer complètement à se servir de ces puits en temps de choléra. Il n'y a aucun inconvénient à faire un usage modéré de fruits bien mûrs et de bonne qualité ; on doit toujours les peler et, mieux encore, les manger cuits. Cette recommandation s'applique surtout aux légumes ; autant que possible, il faut les faire cuire : les salades, les radis, les produits maraîchers, pourraient à la rigueur retenir quelques germes dangereux répandus à la surface du sol.

On doit éviter tout écart de régime et toute indigestion. Dans toutes les épidémies de choléra, on a reconnu que les excès de boissons et l'intempérance favorisaient au plus haut point les attaques de la maladie. Certaines personnes croient se préserver du choléra en buvant une quantité inaccoutumée d'eau-de-vie et de liqueurs alcooliques : rien n'est plus dangereux ; l'abstention complète vaudrait encore mieux que le plus léger excès. Les glaces et les boissons glacées prises rapidement en pleine digestion ou le corps étant en sueur, peuvent déterminer en tout temps des indispositions ayant quelque ressemblance avec le choléra ; il faut donc en faire un usage très réservé en temps d'épidémie.

2° Précautions à prendre en cas de maladie.

Influence d'un trouble digestif. — Des personnes qui doivent donner des soins aux cholériques. — Transmission du choléra. — De la désinfection : vases, linges, vêtements planchers, literies, matelas ; étuves ; cabinets d'aisances ; tuyaux d'évier ; siphons ; ordures ménagères.

— Le moindre trouble digestif peut être le prélude d'une attaque de choléra ; il ne faut jamais le négliger, et l'on doit appeler immédiatement le médecin. Une attaque peut être prévenue ou arrêtée par un traitement rapide. Les gardes des infirmiers ou de toutes personnes attachées au service des cholériques ne dépasseront pas douze heures. Ils auront double ration de vin et, pendant la nuit, du café. Tous les jours, après la visite du matin, le médecin se fera rendre compte de l'état de santé de ces infirmiers et prescrira, lorsqu'il y aura lieu, des repos et des suspensions de fonctions. C'est le plus souvent par les matières de vomissement et les selles que le choléra se propage ; ces matières ne sont pas beaucoup moins dangereuses dans les attaques les plus légères que dans les cas les plus graves. Il faut donc les désinfecter et les faire disparaître le plus tôt possible de la chambre des malades. On peut empoisonner toutes les latrines d'une maison en y jetant ces matières non désinfectées. Les désinfectants recommandés sont en première ligne le sulfate de cuivre et, à son défaut, le chlorure de chaux et le chlorure de zinc. L'acide phénique et le sulfate de fer sont insuffisants. Il faut d'abord mêler à chaque selle ou à chaque litre de matières liquides : Ou bien un grand verre de la solution suivante de couleur bleue : Sulfate de cuivre du commerce ou couperose bleue, 50 grammes. Eau simple, 1 litre. Ou bien une petite tasse à café de chlorure de chaux en poudre (environ 80 gr.). Ou bien du chlorure de zinc au centième. Il est préférable de déposer par avance le désinfectant au fond du vase destiné à recevoir les déjections. Les linges de corps ou de literie souillés par les déjections doivent être plongés, avant de sortir de la chambre, dans un baquet contenant 20 litres d'eau auxquels on mêlera : Ou bien 4 litres de la liqueur bleue; ou bien deux tasses à café (150 à 200 grammes) de chlorure de chaux sec qu'on noue dans un sac en toile. On les retirera du baquet, en les tordant, au bout d'une demi-heure d'immersion dans ce liquide, qu'il suffit de renouveler tous les jours. Mais il faut remettre le linge, humide encore, au blanchisseur, qui le rincera immédiatement dans l'eau bouillante avant de le soumettre à la lessive commune. Les pièces de vêtement susceptibles d'être lavées sont soumises au même traitement. Les pièces en drap et en tissus de laine seront envoyées, avec la literie, à l'étuve dont il sera parlé plus loin. On peut toutefois les désinfecter au soufre, de la manière suivante : on les suspend dans un cabinet vide dont toutes les ouvertures sont bien closes, on asperge le sol avec un peu d'eau, pour rendre l'air humide, et l'on y fait brûler 30 grammes de fleur de soufre par mètre cube de l'espace; le soufre sera placé dans une terrine, reposant elle-même au fond d'une cuvette à demi remplie de sable humide; on se retirera rapidement après avoir allumé le soufre; le cabinet ne sera ouvert qu'au bout de vingt-quatre heures.

Quand les vêtements sont profondément souillés et de peu de valeur, il est préférable de les brûler. Les taches ou les souillures sur les planchers, les tapis, devront immédiatement être lavées à l'aide d'un chiffon, soit avec la solution bleue de couperose, soit avec un lait de chlorure de chaux obtenu en mêlant une cuillerée de chlorure sec à un litre d'eau. Le chiffon sera ensuite brûlé. Autant que possible, les literies occupées par les malades devront être garnies de larges feuilles de papier goudronné ou de journaux pour prévenir la souillure des matelas. Ces papiers seront détruits par le feu. Les matelas tachés et souillés devront être humectés, à l'aide d'un chiffon ou d'un tampon d'ouate, avec la solution bleue étendue de cinq fois son volume d'eau, ou avec la solution de chlorure de chaux (une cuillerée à café de chlorure sec par litre d'eau). Ces matelas pourront dès lors être enlevés sans danger par des voitures spéciales et désinfectés dans des étuves, soit par la vapeur, soit par l'air chauffé à plus de 110 degrés environ. En l'absence d'appareils ou d'établissements aménagés à cet effet les matelas devront être étalés sur des chaises dans une chambre close et exposés pendant vingt-quatre heures aux vapeurs résultant de la combustion de 30 grammes au moins de soufre par mètre cube du local (soit un kilogramme de soufre pour une chambre longue de 4 mètres, large de 3 mètres, haute de 3 mètres). Deux fois par jour, dans les maisons où s'est produit un cas de choléra, on versera dans la cuvette des cabinets deux litres de la liqueur bleue, ou deux tasses à café de chlorure de chaux sec délayé dans deux litres d'eau. Une tasse à café de la liqueur bleue ou de chlorure de zinc liquide à 45 degrés devra être versée chaque soir dans les tuyaux d'évier, les plombs, les conduites des eaux ménagères. Partout où il sera possible, on établira sur le trajet des tuyaux de chute des siphons ou tubes en plomb ou en grès recourbés en U, afin d'empêcher le reflux des gaz de l'égout dans l'intérieur des maisons. Les ordures ménagères et les rebuts de cuisines devront être gardés dans une caisse bien fermée, à couvercle ; chaque jour on répandra à leur surface, soit un demi-verre de solution de couperose bleue, soit une ou deux cuillerées de chlorure de chaux en poudre. Ces débris seront descendus chaque soir dans une caisse métallique bien close, établie par le propriétaire dans la cour de chaque maison ; on en saupoudrera la surface avec du chlorure de chaux avant la nuit. Chaque matin, cette caisse serait vidée dans les charettes publiques par les soins des employés de la voirie, qui déposeraient une certaine quantité de chlorure de chaux au fond de la caisse vide pour la désinfecter.

HYGIÈNE PUBLIQUE.

Mesures contre les agglomérations d'hommes ; contre les accumulations d'immondices ; contre la stagnation dans les égouts ; contre les vidanges. — De la déclaration obligatoire. — Du transport des cholériques. — Désinfection de l'appartement infecté. — Utilité des ambulances spéciales. — Surveillance des maisons ; des lavoirs. — Distribution gratuite des matières désinfectantes. — Des voitures.

En temps de choléra, il faut éviter toutes les grandes agglomérations d'hommes sur un même point ; ces réunions et ces foules deviennent facilement un foyer de propagation de l'épidémie ; les foires, les courses de chevaux, etc., doivent autant que possible être ajournées. L'accumulation des immondices, fumiers, résidus industriels en décomposition dans les cours et au voisinage immédiat des maisons, doit être sévèrement prohibée. Ces amas en décomposition ne seront toutefois remués et enlevés qu'après avoir été arrosés avec une des solutions désinfectantes citées plus haut. On arrosera avec le même liquide l'emplacement devenu libre. Il faut plus que jamais empêcher la stagnation des matières dans les égouts, surtout au-dessous des bouches ouvrant sur la rue. Le lavage de ces bouches pourrait être fait avec un mélange désinfectant. En temps d'épidémie de choléra, les opérations de vidange ne devraient être autorisées qu'à l'aide de tonneaux hermétiques, actionnés par la vapeur et brûlant les gaz sous les chaudières. Après chaque opération, le radier et les murs de la fosse doivent être désinfectés. Il faut qu'en temps d'épidémie toutes les fosses fixes soient surveillées et désinfectées par les soins de l'Administration.

La déclaration immédiate à l'Administration municipale de tout cas de choléra survenu dans la maison doit être obligatoire. Dans des circonstances aussi exceptionnelles, les maires doivent user des droits que l'art. 3 du titre 10 de la loi des 16-24 août 1790 et la loi du 5 avril 1884 leur confèrent en cas d'épidémies et de fléaux calamiteux. Cette déclaration doit être faite à la mairie, avant l'expiration des vingt-quatre heures, par les soins et sous la responsabilité des personnes qui entourent le malade. Lorsqu'un cas survient dans un hôtel ou un logement garni, la déclaration doit être faite immédiatement au commissaire de police ou à la mairie. Les malades ne doivent pas séjourner, même vingt-quatre heures dans cet hôtel ou garni ; ils seront transportés d'urgence soit dans un hôpital spécial, soit dans une maison de santé affectée exclusivement à cet usage d'après convention passée entre le gérant et l'autorité locale ; toutefois, les malades auront le droit de se faire transporter dans un appartement loué par eux, pourvu qu'il soit possible de les isoler ainsi sans danger pour les voisins. La chambre occupée momentanément par un cholérique ne pourra être livrée à un nouveau voyageur ou locataire qu'après désinfection complète par la combustion de 30 grammes de soufre par mètre cube. Quand plusieurs personnes occupent une même chambre et que l'une d'elles contracte le choléra, c'est faire courir le plus grand danger aux membres de la famille encore bien portants, et particulièrement aux enfants, que de vouloir traiter le malade dans la chambre commune. Il faut le faire transporter immédiatement dans un hôpital ou ambulance spéciale où les chances de guérir sont plus grandes que dans un logement encombré, où tout manque pour des soins immédiats et incessants. Dans toute maison où survient un cas cholérique, une inspection rapide doit être faite par un délégué de l'Administration municipale, d'abord pour constater la réalité de la maladie, puis pour s'assurer que toutes les mesures de désinfection ont été prises et qu'elles sont suffisantes. Quand les garanties d'exécution et de sécurité ne seront pas complètes, les opérations de désinfection devront être faites par les soins de l'Aministration. Il sera nécessaire d'assurer pendant vingt-quatre heures un abri aux habitants du logement, pour procéder à une purification sérieuse.

Les lavoirs publics doivent être l'objet d'une surveillance particulière afin que le linge souillé par les cholériques ne soit pas lavé en commun. Ce linge doit, d'ailleurs, avant d'être livré aux blanchisseuses, être désinfecté, comme il a été dit plus haut. Chaque poste de police doit renfermer un dépôt de matières désinfectantes par paquets ou flacons dosés d'une manière uniforme, et munis d'une étiquette imprimée indiquant très exactement la manière de s'en servir (fleur de soufre, chlorure de chaux sec, sulfate de cuivre pulvérisé, chlorure de zinc liquide à 45°). Ces substances seront délivrées gratuitement aux personnes qui en feront la demande, sur un bon du médecin ou d'un délégué de l'Administration municipale. Il faut se précautionner d'un nombre suffisant de voitures spéciales exclusivement affectées au transport des cholériques. Elles doivent être désinfectées chaque jour; il en sera de même de celles qui venant prendre à domicile le matériel contaminé, doivent le rendre plus tard purifié. Enfin, il faut préparer immédiatement des ambulances de secours, des chambres d'urgence bien isolées dans les hôpitaux généraux, des hôpitaux ou baraques affectés spécialement aux cholériques.

A. PROUST, rapporteur.

Adopté par le Comité consultatif d'hygiène publique, dans sa séance du 2 juillet 1884.

Le président : P. BROUARDEL.

Le secrétaire : Dr VALLIN.

Les précautions contre le choléra. — (PASTEUR).

Dans une région infestée, voici, d'après le savant micrographe, quelles sont les précautions à prendre. Ces précautions sont instituées, dans cette hypothèse, qu'il considère comme très probable, sinon certaine, que le choléra ne pénètre pas dans l'organisme humain, par les voies respiratoires, mais uniquement par les voies digestives, à moins de circonstances tout exceptionnelles :

1° Ne point faire usage des eaux potables de la localité où se fixera la mission pour entreprendre ses recherches sans avoir fait préalablement bouillir ces eaux et les avoir agitées, une fois refroidies, pendant quelques minutes (deux ou trois minutes suffisent), dans une fiole ou bouteille à moitié remplie et bouchée.

On peut se servir des eaux de la localité à la condition de pouvoir les puiser à une source même dans des vases *flambés*, c'est-à-dire dans des vases qu'on aura exposés quelques instants dans de l'air chauffé à 150 degrés environ ou, à plus forte raison, à une température plus élevée. On pourra faire usage avec avantage d'eaux minérales naturelles :

2° Faire usage de vin qui aura été chauffé en bouteilles de 55 à 60 degrés et bu dans des verres également *flambés;*

3° Ne faire usage que d'aliments très cuits ou de fruits naturels bien lavés avec de l'eau qui aura bouilli et qu'on aura conservée dans les vases mêmes où elle aura subi l'ébullition ou qui aura été transvasée de ces vases dans d'autres vases *flambés;*

4° Se servir de pain coupé en tranches minces portées au préalable à une température de 150 degrés environ, pendant 20 minutes au plus, après qu'il aura été coupé en tranches;

5° Tous les vases employés aux usages alimentaires auront été portés à la température de 150 degrés ou davantage;

6° Les draps de lit et les linges de toilette seront plongés dans l'eau très bouillante, puis séchés;

7° L'eau à l'usage des soins de propreté aura été portée à l'ébullition et additionnée, après refroidissement, de 1/500 d'acide thymique (un litre d'eau alcoolisée pour 2 grammes d'acide) ou de 1/50 (un litre d'eau pour 20 grammes) d'acide phénique;

8° Pratiquer des lavages, plusieurs fois répétés par jour, des mains et de la figure avec de l'eau bouillie, additionnée d'acide thymique dissous dans l'alcool ou d'acide phénique dissous dans l'eau;

9° Ce ne serait que dans le cas où l'on aurait à manier des cadavres de cholériques ou des draps et linges souillés de leurs déjections qu'il y aurait lieu de se couvrir la bouche et les narines d'un petit masque formé de deux morceaux de toile métallique fine, comprenant, entre leurs surfaces, de la ouate sous une épaisseur de 1 centimètre au plus, masque porté à 150 degrés seulement, en renouvelant la température de 150 degrés à chaque occasion nouvelle de grand contage.

Instructions du docteur Koch.

Voici la traduction *in extenso* du mémoire en allemand remis par M. Koch au maire de Toulon :

« Le choléra se propage par les rassemblements d'hommes; son principe se communique presque sans exception par le contact direct avec les hommes ou les objets qu'ils portent.

« En temps de choléra, il faut mener une vie réglée, l'expérience démontrant que les troubles digestifs favorisent l'éclosion du choléra.

« Il faut donc éviter les excès de nourriture et de boisson, les substances lourdes, et tout ce qui peut occasionner la diarrhée. Il faut appeler le médecin dès qu'elle survient.

« Il faut n'absorber aucune substance provenant d'une maison contaminée ; celles dont la provenance est inconnue doivent subir une cuisson préalable et le lait en particulier.

« Toute espèce d'eau salie par des détritus humains est interdite ; on évitera l'emploi d'une eau douteuse, et de celle qui provient soit d'un puits de petite profondeur, soit d'un marais, soit d'un étang ou d'un ruisseau recevant des eaux viciées.

« On devra considérer comme essentiellement dangereuses les eaux qui, d'une façon quelconque, ont été souillées par des déjections cholériques. Aussi celles qui auront servi au lavage de la vaisselle ou du linge ne seront jetées ni dans les puits, ni dans une eau courante. Il est impossible d'avoir une eau tout à fait pure, le plus simple est de la faire bouillir.

« Ces observations ne se rapportent pas seulement aux eaux destinées à être bues, mais encore aux eaux ménagères car le germe cholérique, une fois qu'il existe dans l'eau, peut être communiqué à tous ceux qui s'en servent, soit pour laver leur linge ou les ustensiles de cuisine, soit pour préparer leurs aliments, soit pour leurs ablutions. La conséquence la plus importante de ces remarques, c'est qu'il ne suffit pas, pour se préserver de l'épidémie, d'user d'eau pure ou bouillie.

« En tout cas, un cholérique peut devenir un foyer d'épidémie ; aussi faut-il éloigner les malades du contact de toutes les personnes qui ne sont pas nécessaires pour leur donner des soins.

« *Il faut encore éviter les réunions nombreuses, les foires, les fêtes, en un mot les assemblées de tout genre.* On ne doit ni boire ni manger dans une salle où se trouvent des cholériques ; leurs déjections seront recueillies dans des vases contenant une solution phéniquée.

« Tous les objets salis par des déjections seront nettoyés à l'aide de linges secs qu'il faudra brûler ensuite. Les appartements où auront résidé des cholériques devront rester inhabités pendant six jours.

« Toutes les personnes qui auront été en contact avec des malades se laveront les mains avec de l'eau mélangée de savon et d'acide phénique ; les cadavres seront éloignés de la maison aussitôt après le décès, et les enterrements auront lieu avec le plus de simplicité possible. Le cortège n'entrera pas dans la maison mortuaire, et les objets de toute nature qui auront servi aux cholériques ne pourront pas être expédiés sans avoir sub une desinfection préalable.

« Les blanchisseuses n'accepteront le linge provenant des cholériques que s'il a été au préalable, soigneusement désinfecté. »

Le cuivre et le choléra.

Le docteur Burq a dirigé ses recherches dans ce sens ; et voici le traitement qu'il conseille :

1° Absorption d'une liqueur cuivreuse par l'estomac et par l'intestin.

A cet effet, prendre deux fois par jour des pilules contenant de un à deux centigrammes de bioxyde de cuivre et arriver graduellement à en absorber quatre ou cinq par jour. — Pour l'absorption intestinale, prendre matin et soir en lavement, dans un quart de verre d'eau, de dix à quinze centigrammes de sulfate de cuivre.

2° Inhalations de vapeurs de cuivre.

Pour cela, introduire dans une petite lampe contenant de l'alcool de bois un dixième de son volume de bichlorure de cuivre. Faire brûler cet alcool ainsi additionné, près du lit pendant la nuit ; et, si on veut, pendant toute la journée. La flamme verte que produit cette combustion détermine la formation de vapeurs de cuivre qui constituent un excellent antiseptique.

3° Application sur diverses parties du corps, sur l'abdomen principalement, de plaques de cuivre ou même de sous fixés sur une bande de toile.

En cas de crampes, les frictions faites sur le membre atteint avec un objet de cuivre quelconque, fût-ce une casserole, calment aussitôt la crampe.

4° Porter sur le corps de la flanelle teinte avec une solution de sulfate de cuivre.

5° Faire usage, pour la préparation des aliments, d'ustensiles de cuivre.

Il faut de plus se soumettre à ce traitement de bonne heure et le continuer pendant toute la durée de l'épidémie. Il est inutile d'ajouter qu'on doit appliquer toutes les mesures d'hygiène et prendre toutes les précautions au point de vue de l'alimentation.

Le conseil d'hygiène vient de recommander le sulfate de cuivre comme désinfectant et de le placer au premier rang des antiseptiques.

Comment appliquer le cuivre ? D'une façon bien simple : d'abord pour l'usage externe, soit à l'aide d'un gilet ou d'une chemise de flanelle teinte dans une solution de cuivre qui, suivant les procédés ordinaires, lui aura donné une belle couleur verte ou gris foncé ; soit à l'aide d'une ceinture ou de jarretières à la surface intérieure desquelles auront été cousus et bien fixés de petits disques de cuivre pourvus à cet effet de quelques trous dans le voisinage de leurs bords.

Pour plus de garantie, on pourra combiner tous ces moyens et se servir à la fois du gilet de flanelle teint, de la ceinture et des jarretières garnies de cuivre, sans omettre que tous ces articles doivent être mis en contact immédiat avec la peau.

Quant à l'usage interne, on pourra au besoin se servir de pilules préparées à l'oxyde noir de cuivre.

Enfin on n'oubliera pas, le cas échéant, de recourir, pour combattre les crampes, à l'application de plaques de cuivre, et qu'à cette fin le plus vulgaire ustensile de cuisine fait de ce métal peut être utilisé.

Du traitement du choléra asiatique. — (A. Langlebert).

Dans la période algide, tous les soins tendaient à amener une réaction efficace, et pour cela, après avoir enveloppé son malade d'une couverture de laine, le docteur Ad lphe Langlebert faisait appliquer sur les régions lombaires et abdominales, ainsi que sur la partie interne des cuisses et des avant-bras, pendant une heure ou deux, des cataplasmes ainsi composés :

Eau bouillante	1.000 grammes.
Farine de graine de lin	500 —
Hydrochlorate de soude	500 —

Par ce moyen énergique, en quinze ou vingt minutes les crampes disparaissaient. En cas de résistance du mal, applications à la plante des pieds de petits cataplasmes de pulpes d'ail.

En même temps, il faisait administrer au malade, toutes les demi-heures, un demi-verre de la décoction suivante :

Sommités d'absinthe	4 grammes.
Ail (allium sativum)	2 gousses,
Vin blanc	500 grammes.

Faites bouillir dix minutes et passez.

Simultanément, toutes les dix minutes, une tasse à café de cette seconde décoction :

Sommités d'absinthe . . . . 2 grammes.
Ail. . . . . 3 gousses.
Hydrochlorate de soude . . . . . . 12 grammes.
Eau . . . . 500 —

Sous l'influence de cette médication, les vomissements et les déjections se modifiaient, les crampes cessaient pour ne plus reparaître, le coma disparaissait, le pouls se relevait et la circulation était rétablie.

Les cataplasmes étaient alors supprimés, et les deux potions données à intervalles de plus en plus éloignées, d'abord toutes les heures, puis toutes les deux heures, puis seulement deux fois par jour. Les phénomènes morbides vaincus, le malade était alors soumis au régime suivant : tisane d'angélique, de douce amère gommée, décoction de quinquina rouge, bouillon de poulet, eau vineuse, potions légères au sous-azotate de bismuth, bains, deux fois par semaine, avec 3 kilogrammes de sel marin ou carbonate de soude.

Par cette médication simple, à la portée de tous, même dans les endroits privés de tout service hospitalier, d'innombrables guérisons furent obtenues.

Traitement du choléra par les applications de collodion sur la paroi abdominale.

Ce remède du choléra consiste en un simple badigeon abdominal avec du collodion. Parfois deux badigeons, très rarement trois, appliqués alors un par heure, sont nécessaires. Pour tisane, de l'eau froide, de l'eau de seltz, de la glace.

A la suite de son application sur la surface abdominale dans le traitement de cette maladie, le collodion, *par suite de son action constrictive* qui persiste encore, même quand il est riciné, *pince, serre, irrite* les nerfs de la sensibilité générale renfermés dans la peau de l'abdomen, d'où, par réflexes, production immédiate de phénomènes d'arrêt qui portent sur cette partie des centres nerveux qui anime les nerfs centrifuges de la vie organique : nerfs moteurs, vaso-moteurs et sécréteurs, d'où l'arrêt immédiat des vomissements et des selles dans le choléra ; puis, peu à peu, le retour du sang dans les capillaires périphériques abdomino-cutanés, et, avec lui la chaleur ; et, enfin, la production d'une *sueur profuse et abondante* qui représente le véhicule d'élimination du poison cholérique.

Afin de pouvoir facilement enlever le badigeon, voici comment on procède à son application :

Sur la peau à badigeonner, on applique une toile tarlatane très claire ou une toile à cataplasme, et on la fait maintenir parfaitement tendue, pendant l'application du badigeon et encore pendant deux minutes après. Le badigeon se fait comme si la toile n'était pas là. Quand le badigeon est sec, toile badigeon et peau ne font pour ainsi dire plus qu'un. Pour enlever le badigeon, il suffit de tirer sur la toile, qui enlève immédiatement le badigeon tout entier.

Précautions contre le choléra (*Conseil de santé de Toulon*).

Le conseil de santé, composé de tous les médecins civils et de la marine a approuvé la note intitulée « Conseils populaires » rédigée par la commission consultative.

Voici cette note qui a été distribuée gratuitement par les soins de la municipalité.

Le choléra s'annonce ordinairement par la diarrhée, qui précède de quelques jours ou de quelques heures l'invasion de la maladie.

« En conséquence, le salut consistera à arrêter immédiatement toute diarrhée ».

Pour cela, que devez-vous faire ?

1° Mettez-vous au lit, enveloppez-vous d'une couverture de laine et amenez la sueur.

2° Gardez la diète absolue jusqu'à cessation de la diarrhée ;

3° Buvez en petite quantité à la fois une infusion chaude de tilleul ou des infusions aromatiques, telles que celle de camomille, de menthe, de verveine, de sauge (*saouvi*), de thym (*farigoulo*), etc.

4° Prenez de demi-heure en demi-heure, une cuillerée à soupe de la potion suivante :

> Infusion de thé sucré. . . . . . . 150 grammes.
> Alcoolat de menthe. . . . . . . 30 —
> Sous-nitrate de bismuth. . . . de 4 à 10 —
> Laudanum de Sydenham. . . de 10 à 20 gouttes.

(à partir de l'âge de dix ans); à défaut de cette potion, prenez de deux heures en deux heures un des paquets suivants :

> Sous-nitrate de bismuth. . . . . 10 grammes.
> Extrait sec d'opium. . . . . . . 5 centigr.
> (divisez en cinq paquets).

Ou bien encore, à défaut de ces paquets, prenez d'heure en heure, jusqu'à cessation de la diarrhée, cinq gouttes de laudanum de Sydenham et une cuillerée à café de bismuth dans un peu d'eau sucrée.

Enfin, à défaut d'une de ces deux substances, prenez la quantité ci-dessus de celle que vous avez.

Nota. — Pour le laudanum, ne pas dépasser la dose totale de vingt-cinq gouttes.

Dès que la maladie se confirme, c'est-à-dire lorsque le malade vomit, se refroidit et a des crampes, employez les moyens suivants en attendant l'arrivée du médecin :

1° Couchez le malade dans un lit chauffé ;

2° Exercez sur toute la partie de son corps des frictions énergiques avec un tissu de laine ou de crin ;

3° Entourez-le de cruchons d'eau chaude, de briques, de roues de Gayac chauffées ;

4° Administrez la potion ci-dessous, par cueillerée à soupe de quart d'heure en quart d'heure :

Liqueur d'Hoffmann..	2 grammes
Acétate d'ammoniaque.	8 —
Teinture de cannelle	5 —
Cognac ou rhum	40 —
Hydrolat de mélisse.	60 —
Sirop de menthe	30 —

A défaut donnez au malade une cuillerée à soupe d'infusion de thé additionné d'eau-de-vie, ou des cuillerées à soupe de vin chaud sucré ;

5° Combattez les vomissements en lui faisant avaler de petits morceaux de glace.

Recommandations du Dr Lereboullet

I. *Mesures prophylactiques.* — 1° Eviter toute cause de débilitation ou de dépression physique ou morale. (Les veilles prolongées, les excès de tout genre, surtout les excès alcooliques, les bains froids trop longs, etc., sont très nuisibles.)

2° Eviter toute cause de refroidissement, par conséquent ne jamais laisser ouvertes, pendant la nuit, fenêtres d'une chambre à coucher.

3° Ne faire usage que d'une eau parfaitement pure : préférer les eaux minérales naturelles et non falsifiées aux eaux de puits ou de sources dont on n'est jamais sûr si l'on n'a pris le soin préalable de les faire bouillir ;

en tous cas, boire le moins possible et ne pas abuser des boissons glacées ni surtout des glaces ou sorbets.

4° Eviter, dans l'alimentation, les salades, les radis, les productions maraîchères (fruits ou légumes) qui se cultivent au ras du sol et que l'on mange crues. Autant que possible, ne faire usage que de fruits cuits ou tout au moins bien pelés. Eviter de même les salaisons, les viandes de charcuterie, les conserves alimentaires, etc.

5° Surveiller très attentivement l'état des fonctions digestives, ne faire aucun excès alimentaire et arrêter dès son début la diarrhée, qui n'est si souvent que la première manifestation du choléra.

Lorsque, malgré ces précautions, la maladie sera entrée dans une maison, les matières évacuées ou rendues par le malade devront être immédiatement désinfectées, c'est-à-dire reçues dans un vase qui contiendra une substance désinfectante, ou mélangées à cette substance. Le meilleur de tous les désinfectants est le bichlorure de mercure, mais il est d'un emploi difficile à cause de son extrême toxicité. Les instructions officielles de la Société de médecine publique et du conseil d'hygiène recommandent le sulfate de cuivre et le chlorure de chaux sec. On peut se servir de ces produits ou de tout autre que l'avenir indiquera peut-être ; mais l'essentiel est de protéger immédiatement dans la fosse d'aisances les matières cholériques, mélangées à une *grande quantité* de l'agent désinfectant, et surtout de détruire ou de faire porter à l'étuve, enfermés dans des boîtes hermétiquement closes, les linges qui ne pourront être détruits, les vêtements et les objets de literie provenant des cholériques.

II. *Mesures à prendre contre le choléra confirmé.* — Nous venons d'indiquer aussi rapidement que possible ce qu'il convient de faire pour *éviter* la maladie. Mais il est une autre question au sujet de laquelle on demande également notre avis : que faut-il faire pour un malade qui vient d'être atteint du choléra et en attendant son médecin ? La question ainsi posée est assez difficile à résoudre. Dans une maladie dont les indications varient beaucoup suivant la forme et la nature des symptômes observés, c'est au médecin seul qu'appartient le soin de diriger le traitement. Mais il arrive souvent que le médecin ne puisse qu'assez tardivement répondre à l'appel qui lui est adressé. Que faire en l'attendant ? Comment prévoir, comment prévenir une rapide et souvent funeste aggravation ? C'est ce que nous allons chercher à dire en peu de mots.

En temps d'épidémie cholérique, il ne faut pas se borner à observer avec la plus scrupuleuse attention les préceptes d'hygiène que nous venons de résumer. Il faut encore et surtout traiter énergiquement et dès leur première apparition les indigestions et les troubles intestinaux qui pourraient se manifester. Le plus souvent la *diarrhée* est l'un des premiers symptômes du choléra. En guérissant cette diarrhée *prodromique* ou *prémonitoire*, on a de grandes chances d'arrêter la maladie elle-même. A cette fin conviennent plusieurs médicaments, mais surtout l'*élixir parégorique* pris à la dose de 25 à 30 gouttes *après* chaque garde-robe dans une cuillerée à soupe d'eau sucrée, et les gouttes suivantes que l'on pourra associer à l'élixir parégorique et qui sont si utiles dans les cholérines et les diarrhées saisonnières.

Teinture éthérée de valériane . . .   10 grammes.
Laudanum de Sydenham . . . .   }
Alcool à 95°. . . . .   } ââ 5 —
Essence de menthe anglaise . . . .   XV gouttes.

Ne pas filtrer et agiter le flacon avant de s'en servir.

Prendre, *après chaque garde-robe*, dans un verre à bordeaux d'eau sucrée, 10 à 15 gouttes mélangées ou non à 25 ou 30 gouttes d'élixir parégorique.

Si le mal est plus sérieux, si les selles se reproduisent très fréquentes et très liquides, il faudra, en attendant la visite d'un médecin, faire coucher le malade, lui couvrir le ventre de cataplasmes chauds, le maintenir à la diète et lui faire prendre les gouttes anticholériques dans une infusion chaude de thé légèrement alcoolisé.

Supposons maintenant que la maladie se caractérise d'emblée, sans diarrhée *prémonitoire*, et se manifeste par des vomissements fréquents, une diarrhée abondante et presque involontaire, des crampes musculaires, une sensation générale de refroidissement. Aussitôt le malade devra être couché, enveloppé dans une couverture chaude. Des boules d'eau chaude seront placées autour de lui. A l'aide de flanelles imbibées d'esprit-de-vin ou d'essence de térébenthine, on frictionnera fréquemment les muscles des jambes, des cuisses, de l'abdomen.

Au moment où se manifestent les crampes, on malaxera énergiquement les muscles, ou bien l'on fera alternativement fléchir et étendre les membres dont les muscles sont contracturés. En même temps on essayera, pour calmer les vomissements, de faire avaler par petites cuillerées à café de l'eau pure ou de l'eau de seltz *glacées*, de la bière, de la tisane de champagne, etc., auxquelles on ajoutera les gouttes éthérées et opiacées qui peuvent toujours être utiles. Si cette eau est vomie, on pourra essayer de faire avaler du punch très chaud ou des infusions de thé, de mélisse, de menthe, etc. (Certains malades qui vomissent les boissons froides conservent les boissons très chaudes, et réciproquement.) On pourra encore prescrire quelques gouttes d'éther associé à l'acétate d'ammoniaque, à l'alcool de menthe, etc., ou faire prendre en petits lavements les médicaments qui sont immédiatement rejetés par le vomissement. Plus souvent, dans la période algide, les injections sous-cutanées d'éther seront favorables. On dit aussi du bien des inhalations d'oxygène, mais ces moyens sont de ceux dont un médecin éclairé peut seul juger l'opportunité.

Enfin il arrive parfois que la maladie éclate d'une manière presque *foudroyante* et se caractérise dès ses débuts, non seulement par la diarrhée et les vomissements, mais encore par l'algidité, la cyanose, des crampes très douloureuses, etc. C'est dans ces cas surtout qu'il importe d'agir vite en s'efforçant de rétablir la circulation périphérique et de ramener la chaleur. C'est alors que les frictions à l'essence de térébenthine, les lotions froides ou même les enveloppements au drap mouillé après lesquels on recouvre le malade de couvertures épaisses et chaudes, les bains sinapisés, les injections hypodermiques d'éther, les inhalations d'oxygène, etc., peuvent être utiles. Les premiers de ces moyens sont à la portée de tous, les seconds exigent l'intervention d'un médecin, qui seul aussi doit rester juge des conditions dans lesquelles on peut intervenir pour modérer la période de réaction ou traiter la convalescence. Mais, nous le répétons, avant l'arrivée du médecin, ceux qui entourent le malade ne doivent pas rester désarmés, et c'est pour eux surtout que nous venons d'écrire ces quelques lignes.

Formules contre le choléra.

PRÉPARATIONS EXTERNES.

1° Teinture de cantharides	40 grammes.
Baume de Fioraventi	150 —
Alcool camphré	60 —
Huile de térébenthine	30 —
Teinture de benjoin	4 —

pour frictions ou en imbiber une flanelle.

2° Semences de moutarde noire pulvérisées.	180 grammes.
Essence de térébenthine	360 —

faites digérer 4 jours, filtrez et ajoutez à la solution

Camphre en poudre.	120 —

pour frictions cutanées.

3° Salicol Dusaule employé pur en frictions ou mélangé d'eau pour la toilette.

4° Vinaigre de Pennès employé pur pour les frictions ; ou mélangé d'eau en pulvérisations et aussi pour la toilette.

PRÉPARATIONS INTERNES.

1° Sous-nitrate de bismuth Mentel. — Eau albumineuse.

2° Eau de menthe. . . . . 125 grammes.
   Sirop d'opium. . . . . 50 —
   Sous-nitrate de bismuth. . . . . 6 —
Une cuiller tous les quarts d'heure.

3° Infusion chaude de camomille. . . . 96 grammes.
   Sirop simple. . . . . 32 —
   Teinture de hachischine . . . . . 40 à 50 gouttes.
A prendre en une seule fois dans la période algide du choléra.

4° Ether sulfurique . . . . 4 grammes.
   Extrait de ratanhia . . . . 4 —
   Sirop d'opium . . . . 30 —
   Hydrolat de menthe . . . . . . } àà 60 —
   Hydrolat de mélisse . . . . . . }
Par cuillers à bouche d'heure en heure dans la cholérine du début.

5° Gouttes anticholériques.

   Teinture éthérée de valériane . . }
   Teinture de noix vomique . . . } àà 8 grammes.
   Liqueur d'Hoffmann . . . . . }
   Teinture d'arnica . . . . 4 —
   Essence de menthe. . . . . . . 2 —
   Teinture thébaïque . . . . . . 6 —
   Teinture d'aconit . . . . 12 —

A donner aux doses de 15, 20, 25 et même 30 à 40 gouttes dans un petit verre de vin généreux de demi-heure en demi-heure jusqu'à ce que la réaction commence.

6° Chloroforme. . . . . 1 gramme.
Alcool. . . . . 8 —
Acétate d'ammoniaque . . . . . . 10 —
Eau. . . . . 110 —
Sirop de chlorhydrate de morphine . . 40 —

F. S. A. une potion qu'on administrera dans la période algide et cyanique du choléra.

7° Vin de malaga . . . . 60 grammes.
Sirop simple. . . . . 25 —
Elixir parégorique . . . . 25 —
Tannate de quinine. . . . . 1 —
Hydrolat de tilleul . . . . 60 —

F. S. A. une potion à prendre en 3 ou quatre fois dans l'espace d'une heure contre la cholérine.

8° Tannate de quinine. . . . . 1 gramme.
Mucilage de gomme adragante . . . Q. S.
Sirop de fleur d'oranger . . . . . 30 grammes.
Sirop de menthe. . . . . 20 —
Vin de malaga . . . . 30 —
Eau de tilleul . . . . 160 —

A prendre par cuillerées à bouche, toutes les demi-heures, dans la cholérine.

9° Punch des cholériques :

Infusion de thé forte . . . . 250 grammes.
Sirop d'écorces d'oranges amères. .
Sirop de menthe . . . . } ââ 30 —
Sirop de limon . . . .
Jus d'un demi-citron.
Rhum. 200

Administrer chaud par petites tasses dans la période algide.

TABLE DES MATIÈRES.

	pages
Alcools. Boissons glacées.	74
Collodiou en badigeonnages.	84
Cuivre contre le choléra	82
Formules contre le choléra. 89, 90,	91
Hygiène individuelle.	73
Hygiène publique	77
Instructions du Dr Koch.	80
Précautions contre le choléra (Pasteur).	79
Précautions contre le choléra (Conseil de santé de Toulon).	85
Précautions en cas de maladie.	75
Recommandations du Dr Lereboullet.	86
Traitement du choléra (A. Langlebert).	83

PARIS. — IMP. V. GOUPY ET JOURDAN, RUE DE RENNES, 71.

Les épidémies en général, et celle du CHOLÉRA en particulier, nous permettent d'insister auprès de nos lecteurs pour qu'ils préconisent le VINAIGRE DE PENNÈS, dont la propriété, éminemment désinfectante a été constatée par 48 chefs de service dans les hôpitaux et qui ne saurait être confondu, surtout au point de vue de l'ASSAINISSEMENT ATMOSPHÉRIQUE, avec tant d'autres produits déjà connus. Il se volatilise facilement et se mêle en toute proportion à l'air respiré dans le milieu habité par les malades ou encombré par un grand nombre de personnes, et cela sans avoir à redouter le moindre inconvénient. Il n'est pas inutile d'ajouter que son odeur est des plus agréables, et que l'Acide salicylique, qui en fait la base, se trouve en partie vaporisé en raison de son contact immédiat avec l'acide acétique concentré.

FORMULAIRE MENSUEL

DE

THÉRAPEUTIQUE ET DE PHARMACIE

Revue mensuelle de la Presse médicale

Paraissant le dernier samedi de chaque mois

Rédigé par le Dr E. MORIN

BUREAUX, 13, RUE DU CHERCHE-MIDI, PARIS

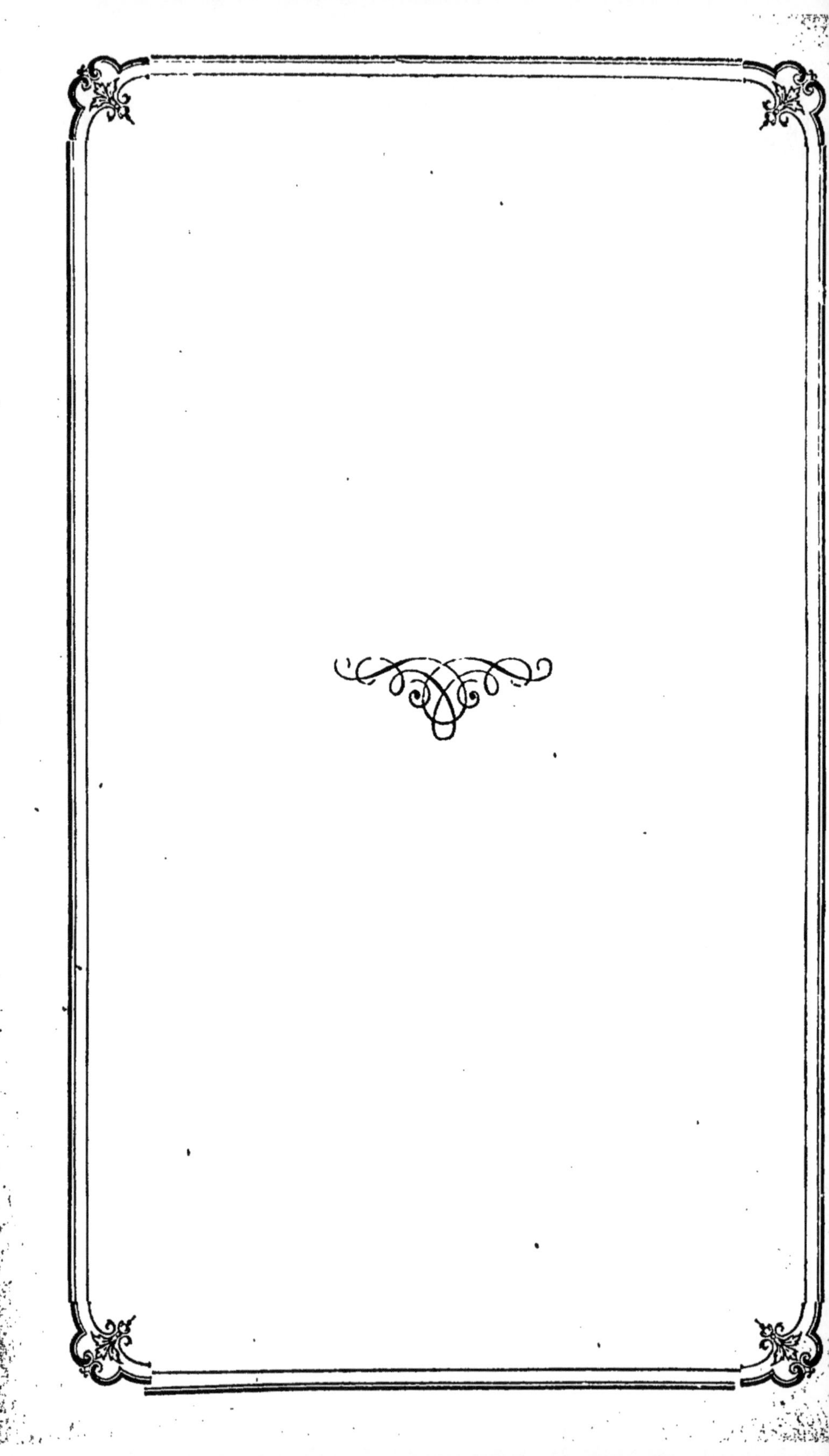

www.ingramcontent.com/pod-product-compliance
Ingram Content Group UK Ltd.
Pitfield, Milton Keynes, MK11 3LW, UK
UKHW021638130726
13696UKWH00005B/2274